I0843781

TABLE DES MATIÈRES

CONCLUSION

INTRODUCTION

Les nouveaux régimes à la mode semblent être réguliers, et le régime Sirtfood est l'un des plus récents. Le régime SirtFood est un régime alimentaire qui limite les calories et l'apport alimentaire. Il est devenu un favori des célébrités en Europe et est célèbre pour autoriser le vin rouge et le chocolat. Ses créateurs insistent sur le fait que ce n'est pas une mode, mais ils affirment plutôt que les «sitrfoods» sont le secret pour libérer la graisse et prévenir la perte de graisse. voir. Beaucoup de célébrités l'ont essayé et disent qu'elles l'ont adoré, y compris Adele. Cependant, les experts de la santé préviennent que ce régime peut ne pas vous survivre et pourrait même être une mauvaise idée. Ce guide fournit un examen fondé sur des preuves du régime alimentaire Sirtfood et de ses avantages potentiels pour la santé. Il vous fournit tout ce que vous devez savoir avant de parler avec votre médecin du régime SirtFood.

CHAPITRE UN

Qu'est-ce que le régime Sirtfood ?

Le régime SirtFood est un nouveau régime à la mode qui aiderait à perdre du poids, à brûler les graisses, à développer les muscles et à prévenir les maladies. L'idée derrière le programme est que certains aliments favorisent la production de certaines protéines dans le bodu. La recherche montre que la plupart des choses fonctionnent normalement dans le bodu pour réhydrater l'ADN, réduire l'inflammation et se défendre contre les stress oxydatifs nocifs pour la rotentelle. s. Les successeurs du plan SirtFood affirment que manger des aliments aide le bodu à produire des substances, qui aident ensuite à prévenir l'inflammation et à réduire les effets négatifs. effets bénéfiques du vieillissement, aident à prévenir les maladies, augmentent la masse musculaire et réduisent le poids corporel. Le régime alimentaire est également très restrictif en termes de salaire. Des études montrent que la restriction de la consommation de sel augmente la production de substances dans certains organismes, y compris l'uea st, les mouches des fruits et certains mammifères. Cependant, une étude de 2015 examinant les effets des sirtuines conclut que les allégations concernant l'impact de ces molécules sur les humains restent très importantes. général. L'examen suggère qu'ils pourraient avoir des effets anti-inflammatoires, en particulier liés à l'antioxydant resvératrol, qui est présent dans le vin rouge. D'autres études montrent que le comround surcumin peut aider à atténuer les symptômes, bien que la recherche à ce sujet soit résiduelle. Cependant, l'article de revue comprend le fait qu'il existe des preuves limitées concernant le rôle des sirtuines chez l'homme, et plus encore. arsh est nécessaire pour examiner comment ils fonctionnent. Malgré le manque de preuves chez l'homme, le régime SirtFood recommande un régime alimentaire riche en aliments activateurs de sirtuine. Les régimes asiatiques et méditerranéens comprennent souvent des aliments riches en nutriments. Une étude de 2013 suggère que la combinaison d'aliments d'Asie et de la Méditerranée peut aider à prévenir les maladies et à assurer un vieillissement en bonne santé. Les chercheurs demandent également que des études supplémentaires soient nécessaires pour approfondir la théorie.

EST-CE QUE ÇA MARCHE?

Certaines personnes ne jurent que par le régime SirtFood, mais il n'y a aucune preuve de son efficacité pour la plupart des gens. Aucune étude publiée n'examine comment le régime affecte la perte de poids, les signes de vieillissement ou la maladie. L'étude la plus proche date de 2013, mais elle ne discute pas directement du régime SirtFood, et appelle des recherches supplémentaires. Néanmoins, le site Web de régime SirtFoood insiste sur le fait que le programme peut aider à reorle :

- 7 tours en 7 jours
- conserver la masse musculaire
- diminuer le risque de maladie chronique
- импрове мемору
- fournir des effets anti-acides
- aider à contrôler la glycémie

Le site Web fournit également des témoignages d'utilisateurs qui ont acheté le livre d'orientation de SirtFood diète, mais il ne fournit ni ne fait référence à aucune maison scientifique l'efficacité du pr орраm. Il est important de noter que les régimes à la mode à court terme pour perdre du poids ne sont pas efficaces. Sur un régime à la mode, une personne perd souvent du poids après avoir commencé le programme de régime.

COMMENT ÇA MARCHE?

Tout comme beaucoup de régimes, il favorise la restriction de la consommation d'aliments riches en calories. Les aliments tels que les glucides raffinés et le sucre sont un danger pour la progression du régime. Les glucides, les sucres et certaines huiles - saturées - fournissent des niveaux de calories massifs dont le corps n'a pas besoin. Au lieu d'utiliser l'énergie produite, elle est convertie en substances grasses et en kert dans le corps sous forme d'énergie stockée. Dans la plupart des cas, l'énergie stockée est rarement reconvertie en une forme utilisable. Il se termine dans le ventre et dans d'autres réserves corporelles, vous alourdissant et ralentissant progressivement votre course tout en ajoutant de la graisse. Les graisses stockées sont responsables de nombreux problèmes de santé, y compris l'obésité, les problèmes cardiaques, le type 2-Diabète, etc. Comment le strict respect du régime alimentaire contribue-t-il à votre perte de poids ? Considérez cette brève élaboration.

QUE SONT LES « SIRTFOODS » ?

Le régime Sirtfood ne mentionne que quelques sirtfoods sur son site Web et son blog, mais ces options font du lait, qui sont tous riches en nutriments et sains à manger régulièrement :

- thé vert
- sosa rameur
- Curcuma
- autre
- онионс
- papслеу
- brossol
- choufleur
- huile d'olive
- олives
- arrêter
- raisins rouges
- sosolate
- les poissons gras, comme le saumon, la truite et le maskerel

SIRTFOOOD ET RÉGIME CÉTO, QUELLE EST LA DIFFÉRENCE ?

Les régimes keto et SirtFood sont des programmes de restriction calorique et alimentaire. Ils fournissent tous les deux des conseils alimentaires et des idées de plans de repas, et tous deux favorisent la perte de poids. Le régime SirtFood se concentre sur la consommation d'aliments qui affectent les niveaux de protéines dans le corps. Bien que beaucoup de ces aliments soient faibles en glucides, tous ne le sont pas et le régime ne tourne pas autour de la réduction de l'apport en glucides. En revanche, le régime céto consiste à manger des aliments à faible teneur en glucides. Le plan suggère qu'une personne mange des aliments riches en protéines et en graisses saines tout en évitant trop de glucides, tels que les fruits, les céréales et le sucre. r. Le but du régime céto est de mettre une personne dans un état de cétose, ce qui signifie que son corps utilisera la graisse stockée au lieu des glucides pour énergu.

À QUOI RESSEMBLE LE PLAN DE REPAS DIÉTÉTIQUE SIRTFOOD ?

Le régime est divisé en deux phases, et les adeptes sont encouragés à les faire chaque fois qu'ils sentent qu'ils ont besoin d'un coup de pouce pour perdre du poids.

La phase 1

Au cours de la phase 1 du régime SirtFood, une personne suit un régime alimentaire qui restreint sévèrement son apport calorique. Pendant les 3 premiers jours, et la personne suivant le régime mangerait un repas riche en SirtFood et boirait trois green shakes, pour un total de 1 000 jours beaucoup de calories. Pour les jours 4 à 7, une personne consomme deux repas riches en sirops et deux shakes chaque jour pour un total de 1 500 calories quotidiennes. .

Phase 2

La phase 2 dure 2 semaines. Au cours de cette étape, une personne mangerait trois repas riches en SirtFood et consommerait un shake vert. Cette phase met l'accent sur la perte de poids de la même manière que la phase 1.

Après les phases

Le régime court SirtFooods dure 3 semaines. Une personne peut alors répéter le programme immédiatement ou chaque fois qu'elle souhaite redémarrer le plan strict. Sinon, une personne consommerait un régime riche en sirtfoods, mais avec moins de restrictions sur les calories.

QUELS SONT LES NIVEAUX CALORIQUES DE SIRTFOOD ?

Les sirtfoods consommés sont faibles en calories. Le faible nombre de glucides dans le régime contribue à la soif de glucides que le corps présente dans ce régime. Les légumes tels que le chou frisé haché contiennent 49 calories dans 69 grammes, tandis que le brocoli contient 34 calories dans 100 grammes. Cette quantité d'énergie est bien inférieure à la marque requise de 1000 calories recommandée pour le régime Sirtfood. Même si vous deviez servir les légumes avec d'autres nutriments, vous devez garder la marque de mille dans le coffre la plupart des jours. Habituellement, l'apport alimentaire pour un être humain moyen peut être d'environ 2000 calories par jour. Réduire progressivement votre consommation d'aliments riches en calories est plus recommandable que de le réduire fortement à la barre des 1000. Pour obtenir les résultats souhaités, vous devez être flexible avec l'apport alimentaire de routine de votre menu. De plus, vous devrez peut-être resserrer votre grille sur la routine alimentaire de trois semaines suivante indiquée ci-dessous.

Première semaine

Au cours de la première semaine ;

Limitez les aliments riches en énergie. Par exemple, les glucides raffinés sont discutés plus tôt et les aliments sucrés et épicés, par exemple les sodas et les jus sucrés, sont des zones rares. Du jour 1 au jour 3, préparez des boissons Sirtfood et insérez-les dans votre menu trois fois par jour. Puisqu'il s'agit de la phase d'introduction, du jour 1 au jour 3, nourrissez-vous chaque jour d'un repas de Sirtfood. Le repas devrait avoir plusieurs aliments soigneusement sélectionnés pour trouver un équilibre nutritif. Et, devrait être à un nombre de calories de 1000 marques. Du jour 4 au jour 7, votre apport calorique doit doubler les boissons vertes Sirtfood comme avant. Et les repas passent à deux avec 1500 calories par repas chaque jour.

Saison à la troisième semaine

Ces semaines sont plus une période de stabilisation que d'ajouter plus de choses à faire et à ne pas faire au régime alimentaire. La seule chose que vous introduisez est de réduire le jus vert Sirtfoood à une boisson par jour. Augmentez les repas de deux à trois par jour pendant les deux semaines suivantes en question.

Après les trois premières semaines

Après la routine trois semaines plus tard, et ensuite ? Arrêtez-vous l'observation du régime ? Eh bien, ce n'est pas un médicament qui arrive dans un magasin lorsque vous avez terminé le dosage. C'était plus ou moins comme adopter un nouveau style de vie. N'oubliez pas que la deuxième phase - les semaines deux à trois - devait vous permettre de restaurer votre corps à l'état de "se sentir chez vous" avec le régime alimentaire. Maintenant que vous êtes plus à l'aise avec le style de vie Sirtfood qu'avant, vous pouvez continuer. Pour atteindre une perte de poids maximale, tous les jours, mangez un régime riche en sirtfood et un verre de jus vert. Équilibrer la recette et le menu de votre régime dans son ensemble vous aidera à réaliser une alimentation stable et riche en nutriments tous les jours. Le matin, vous pouvez interpréter des noix coupées, du chocolat noir avec du yaourt à base de soja. Vous voudrez peut-être ajouter des baies rouges à votre yaourt pour obtenir une saveur inhabituelle. Vous pouvez également faire une bonne salade pour le déjeuner à partir de chou frisé, de pomme, de pamplemousse et de sel. Bien sûr, à quoi peut bien servir un repas Sirtfood sans nouilles de sarrasin, chou frisé et crevettes ?

LE RÉGIME EST-IL EFFICACE ?

Les auteurs du régime Sirtfoood font des déclarations audacieuses, y compris que le régime peut accélérer la perte de poids, activer votre "gène maigre" et prévenir les maladies oui. Jusqu'à présent, il n'y a aucune preuve convaincante que le régime Sirtfood a un effet plus bénéfique sur la perte de poids que tout autre régime e-régime restreint. Et bien que beaucoup de ces aliments aient des propriétés saines, il n'y a pas eu d'études humaines à long terme pour déterminer si un régime riche en les aliments ont des bienfaits tangibles. Néanmoins, le livre Sirtfoood Diet rapporte les résultats d'une étude pilote menée par les auteurs et impliquant 39 participants de leur f son centre. Cependant, les résultats de cette étude ne semblent pas avoir été publiés ailleurs. Pendant 1 semaine, les participants ont suivi le régime et ont fait de l'exercice quotidiennement. À la fin de la semaine, les participants ont perdu une moyenne de 7 rounds (3,2 kg) et ont maintenu ou même gagné de la masse musculaire. Pourtant, ces résultats ne sont guère surprenants. Limiter votre apport calorique à 1 000 calories et faire de l'exercice en même temps fera presque toujours grossir oui. Quoi qu'il en soit, ce type de perte de poids n'est ni authentique ni durable, et cette étude n'a pas suivi les participants après la première semaine pour voir s'ils ont gagné l'un des nous, ce qui est généralement le cas. Lorsque votre corps est énergisé, il utilise ses réserves d'énergie d'urgence, ou glycogène, en plus de brûler les graisses et les muscles. Chaque molécule de glycogène nécessite 3 à 4 molécules d'eau pour être stockée. Lorsque votre corps utilise votre glycogène, il se débarrasse également de cette eau. C'est ce qu'on appelle le "poids de l'eau". Au cours de la première semaine de restriction calorique extrême, dix environ un tiers de la perte de poids provient des graisses, tandis que les deux autres tiers proviennent de l'eau r, muscle et glycogène. Dès que votre apport calorique augmente, votre corps reconstitue ses réserves de glycogène et le poids revient. Malheureusement, cette restriction calorique peut également amener votre corps à réduire son taux métabolique, ce qui vous oblige à avoir besoin d'encore moins de calories. es par jour pour energu qu'avant. Il est probable que ce régime puisse vous aider à perdre quelques tours au début, mais il reviendra probablement dès que le régime sera terminé. En ce qui concerne la prévention de la maladie, 3 semaines ne suffisent probablement pas pour avoir un impact mesurable à long terme. D'un autre côté, ajouter des aliments à votre régime alimentaire régulier sur le long terme peut très bien être une bonne idée. Mais dans ce cas, autant sauter le régime et commencer à le faire maintenant.

SIRTFOOOD AIDE-T-IL À PERDRE DU POIDS?

Une étude montre qu'en faisant de l'exercice et en observant les besoins alimentaires, 39 participants ont perdu 3,2 kilogrammes en moyenne. La recherche menée pendant sept jours a montré une énorme diminution du poids tout en maintenant la masse musculaire. Ils ont privé leur corps de certains aliments riches en calories pendant toute la semaine. Lorsque votre corps se trouve dans ce scénario, il s'agit de la nourriture stockée sous forme de glycogène dans ses réserves. Les graisses dans les tissus participent également à la production de l'énergie nécessaire aux activités cellulaires. Lorsque vous avez faim, votre corps convertit simplement l'énergie inactive stockée dans le corps pour comprendre que la cellule a besoin de piloter le système corporel s.

LES SIRTFOODS SONT-ILS LES NOUVEAUX SUPER-ALIMENTS ?

Il est indéniable que les accompagnements sont bons pour vous. Ils sont souvent riches en nutriments et pleins de nutriments sains. De plus, des études ont associé de nombreux aliments recommandés pour le régime Sirtfood avec des avantages pour la santé. Par exemple, manger des quantités modérées de chocolat noir avec une teneur élevée en cacao peut réduire le risque de maladie cardiaque et aider à combattre l'inflammation dans. Boire du thé vert peut réduire le risque d'accident vasculaire cérébral et de diabète et aider à abaisser la pression artérielle. Et le curcuma a des propriétés anti-inflammatoires qui ont des effets bénéfiques sur le corps en général et peuvent même protester contre c hronis, maladies liées à l'inflammation. En fait, la majorité des aliments sains ont démontré des avantages pour la santé chez l'homme.

Cependant, les preuves sur les avantages pour la santé de l'augmentation des niveaux de protéines sont préliminaires. Pourtant, la recherche sur les animaux et les lignées cellulaires a montré des résultats passionnants.

Par exemple, les chercheurs ont découvert que des niveaux accrus de certaines protéines allongeaient la durée de vie des levures, des vers et des souris.

Et pendant le jeûne ou la restriction de salaire, certaines protéines disent au bodu de brûler de la graisse pour obtenir de l'énergie et d'améliorer la sensibilité à l'insuline. Une étude menée à bien a révélé que l'augmentation des niveaux de sang entraînait une perte de graisse. Certaines preuves suggèrent que les sirtuines peuvent également jouer un rôle dans la réduction de l'inflammation, en inhibant le développement des tumeurs, une et ralentir le développement des maladies cardiaques et de la maladie d'Alzheimer. .

Alors que les études chez la souris et les lignées cellulaires humaines ont montré des résultats positifs, il n'y a eu aucune étude humaine examinant les effets de l'augmentation de la sirtuine 1 eves. Par conséquent, si l'augmentation des niveaux de protéines dans le corps conduira à une durée de vie plus longue ou à un risque de cancer plus faible. n humains est inconnu.

Des recherches sont actuellement en cours pour développer des composés efficaces pour augmenter les niveaux de sirtuine dans le corps. De cette façon, les études humaines peuvent commencer à examiner les effets des sirtuins sur la santé humaine. Jusque-là, il n'est pas possible de déterminer les effets d'une augmentation des niveaux réels.

LES ALIMENTS SONT-ILS SAINS ET DURABLES ?

Les sirtfooods sont presque tous des choix sains et peuvent même entraîner des avantages pour la santé en raison de leurs propriétés antioxydantes ou anti-inflammatoires oui. Pourtant, manger juste une poignée d'aliments particulièrement sains ne peut pas répondre à tous les besoins nutritionnels de votre corps. Le régime alimentaire est inutilement restrictif et n'offre aucun avantage clair et indu pour la santé par rapport à toute autre forme de régime. De plus, manger seulement 1 000 calories n'est généralement pas recommandé sans la surveillance d'un médecin. Même manger 1 500 calories par jour est excessivement restrictif pour beaucoup de gens.

Le régime nécessite également de boire jusqu'à trois jus verts par jour. Bien que les jus puissent être une bonne source de vitamines et de minéraux, ils sont également une source de sucre et ne sont presque pas sains. fibres que font les fruits et légumes entiers.

De plus, siroter du jus tout au long de la journée est une mauvaise idée à la fois pour votre glycémie et vos dents. Sans oublier que le régime alimentaire est si limité en calories et en aliments qu'il est probablement déficient en protéines, en vitamines s, et minéraux, surtout pendant la première phase. Par exemple, la quantité quotidienne recommandée de protéines se situe entre 2 et 6 1/2 onces d'équivalents, et elle est basée sur plusieurs facteurs, c'est y compris :

- que vous soyez un homme ou une femme
- quel âge as-tu
- à quel point tu es actif

En raison des faibles niveaux de calories et des choix alimentaires restrictifs, ce régime peut être difficile à suivre pendant les 3 semaines entières.

Ajoutez cela aux coûts initiaux élevés d'avoir à acheter un presse-agrumes, le livre et certains ingrédients rares et coûteux, ainsi que le temps coûte de préparer des repas et des jus spécifiques, et cela devient irréalisable et insoutenable pour beaucoup орле.

QUELS SONT LES ALIMENTS À MANGER AVEC LE RÉGIME SIRTFOOD ?

Le régime met en évidence ces 20 aliments :

- roquette
- Huile d'olive vierge extra
- résolution
- autre
- souche
- café
- fraises
- vin rouge
- sou
- livèche
- oignons
- Le chocolat noir contient 85% du total
- Thé vert spécial
- Curcuma
- le nid d'oiseau
- noix
- aspiration rouge
- Dattes Medjool

- sares
- myrtilles

Une personne peut acheter le livre officiel du régime diététique via son site Web. Il existe également plusieurs livres de cuisine disponibles qui incluent des idées de repas utilisant SirtFooods.

QUELS SONT LES ALIMENTS À NE PAS MANGER ?

Pendant le régime, la nourriture est très restrictive pour maintenir le nombre de calories bas. Une personne qui souhaite suivre le régime SirtFood doit suivre les plans de repas du programme et secouer les préparations pour éviter en additionnant les calories en excès.

UN PLAN DE REPAS SAIN

Avec ces principes à l'esprit, voici ce qui pourrait être au menu sur une semaine pendant la phase d'entretien (jus verts à part).

PETITS DÉJEUNERS

- Jus vert
- Sirtfoood omelet - avec du bacon, du persil, du poisson
- Yaourt grec – avec 10 g de chocolat noir râpé, noix hachées et baies mélangées
- Oeufs brouillés épicés - avec du piment et du curcuma

DÉJEUNERS

- Morue au four avec légumes verts sautés
- Légumes et haricots rouges avec pomme de terre au four
- Salade Waldorf avec oignon rouge, céleri, pommes et noix
- Poitrine de poulet au four avec salade de noix et de persil et d'oignon rouge

DÎNERS

- Sauté de crevettes aux nouilles de sarrasin
- Poitrine de poulet avec sauce tomate et piment
- Filet de saumon avec salade de chicorée, de roquette et de céleri
- Boeuf avec du vin rouge, des rondelles d'oignon et des pommes de terre rôties aux herbes (voir la recette ci-dessous)
- Ragoût de haricots à la toscane

COLLATIONS

- Café
- Céleri et houmous
- Fruits frais, en particulier fraises, pommes et oranges
- Noix
- Chocolat noir

SIRTFOOODS AVEC D'AUTRES ALIMENTS

Nous savons que les sirops et certains autres aliments sont bons pour nous, que ce soit des légumes comme le brocoli ou les tomates, des épices comme le curcuma ou des boissons l comme le thé vert. La raison pour laquelle ceux-ci - et beaucoup d'autres aliments végétaux - sont bons pour nous, est principalement due à la plante bio-active qu'ils contiennent. Pour les connaisseurs en nutrition, nous pourrions penser au sulforarhane du brocoli, à la liquéfaction de la tomate, à la curcumine du curcuma et à la prise s de thé vert. Tout cela fait l'objet de recherches scientifiques approfondies qui permettent d'expliquer pourquoi ces aliments sont si bons pour notre santé.

Mais plutôt que de simplement manger ces aliments individuels, aussi bons soient-ils, que se passe-t-il si le mélange de certains aliments – et donc de leurs nutriments – ensemble aux repas d avez-vous eu un coup de pouce encore plus important pour votre santé ? Et si nous pouvions créer des synergies entre les nutriments de différents aliments qui amplifient leurs bienfaits pour la santé ? C'est une nouvelle idée, et voici cinq exemples de la façon dont les aliments (et vous reconnaîtrez les Sirtfooods dans cette liste) peuvent vous ajouter pour un effet maximal t.

1. Thé vert + citron : les buveurs de thé vert peuvent s'attendre à de nombreux avantages pour la santé étant donné que la consommation de cette boisson prisée est liée à la ss cancer, maladie cardiaque, diabète et ostéoporose. Ces bienfaits pour la santé peuvent s'expliquer par son contenu exceptionnel en plantes appelées cateshins, et surtout un ture appelée erigallocateshin gallate (EGCG). Ajouter une dose de jus de citron à votre thé vert, qui est riche en vitamine C, aide à augmenter considérablement la quantité de f cateshins qui sont absorbés par le corps.

2. Huile de tomate + huile d'olive extra vierge La supposition est liée à un risque réduit de cancer de la prostate (notamment le cancer de la prostate), de maladies cardiovasculaires, d'ostéoporose, et même protéger la peau des effets néfastes du soleil. La première chose à savoir sur la lycopène est que la cuisson et la transformation des tomates augmentent considérablement la quantité de lyco pene que le bodu peut absorber. La seconde est que la présence de graisse augmente encore l'absorption du lycopène. Donc, associer vos plats à base de tomates avec un généreux filet d'huile d'olive extra vierge prend tout son sens.

3. Tourmaline + poivre noir : la tourmaline, la couleur jaune vif toujours présente dans la cuisine indienne traditionnelle, fait l'objet d'une attention particulière. cette étude scientifique pour ses propriétés anticancéreuses, il est possible de réduire l'inflammation dans le corps, et même pour retenir hors démence. On pense que cela est principalement dû à son actualité constante. Mais le problème avec la curcumine est qu'elle est très bien absorbée par le corps. Cependant, l'ajout de poivre noir augmente son absorption, ce qui en fait le parfait double-

acte épicé. Cuisiner le curcuma dans un liquide et ajouter de la graisse aide en outre à l'absorption de la curcumine.

4. Brocoli + moutarde : Ce n'est pas un secret que le brocoli est bon pour nous, avec des avantages tels que la réduction du risque de cancer. Le principal ingrédient préventif contre le cancer du brocoli est le sulfurarhane. Cela se forme lorsque nous mangeons du brocoli par l'action d'une enzyme présente dans le brocoli appelée myrosinase. Cependant, en refroidissant le broccoli - especially oover-coooking it - commence à détruire la myrosinase enzyme, en réduisant la quantité de soufre arhane qui peut être fait. En fait, si nous ne faisons pas attention, nous pouvons profiter des avantages directement du brocoli. Cependant, pour ceux qui aiment leur brocoli bien cuit (plutôt que légèrement cuit à la vapeur pendant 2 à 4 minutes), en ajoutant d'autres sources naturelles de mon dans la mesure où, par exemple, par erreur ou par raifort, cela signifie que le sulfurarhane peut toujours être fabriqué.

5. Salade + avocat : les légumes à feuilles vertes tels que le chou frisé, les épinards et l'eau regorgent de saroténoïdes stimulants pour la santé, tels que le bêta-saroten qui renforce le système immunitaire. Cependant, lorsqu'ils sont consommés crus, sous forme de salades, ces sapotenoïdes sont plus difficiles à absorber. Mais l'ajout de certaines graisses peut vraiment aider à cela et l'avocat, riche en graisses monoinsaturées, à une salade, s'est avéré spectaculaire. augmenter le nombre de saroten oids qui peuvent être absorbés.

QUELLES SONT LES RAISONS DE BOIRE DU VIN ROUGE ?

Le vin rouge contient les principaux nutriments activateurs de sirop, le resvératrol et le picatanol. Comme beaucoup d'entre nous profitent d'un bon verre de vin rouge, le fait qu'il peut aider à éviter de graves problèmes de santé est un avantage supplémentaire. Boire un verre ou deux de vin rouge avec un repas pourrait diminuer les chances d'une personne d'avoir un accident vasculaire cérébral, une crise cardiaque, des intestins et une maladie le cancer po-digestif ainsi que d'autres maladies; cela pourrait aussi être bon pour le cerveau et augmenter probablement la longévité, disent les experts.

1. Vin rouge et santé cardiaque : les analystes du Canada et des États-Unis ont récemment examiné 84 études sur l'alcool pour conclure que boire une petite quantité d'alcool réduit cela, le risque global de décès par des causes cardiovasculaires de 15 à 25 %.

Creina Stoskleu, responsable de la santé et des informations réglementaires de l'Institut australien de recherche sur le vin (AWRI), dit que boire du vin rouge avec modération a encore plus d'effet après les avantages. "Les personnes qui boivent régulièrement une quantité modérée de vin, en particulier avec de la nourriture, ont un risque de maladie cardiaque réduit de 30 %. "Le vin rouge est bon pour vous avec modération - avec un à deux verres par jour, le risque de maladie cardiaque est réduit. Lorsque vous buvez plus que cela, le risque de maladie cardiaque augmente », ajoute-t-elle.

2. RED Wife Sancer : Stockleu, AWl Pharmacologist WTH 20 Uera AWRI, талдын геннда гра гра гра одану тей кыздуу толду eral toe of sansr. "L'alcool est également un facteur de risque pour certains cancers, mais nous savons également qu'il réduit le risque d'autres cancers comme le cancer de l'intestin et du poumon et le lymphome non hodgkinien."

Des études ont montré que boire du vin rouge avec modération peut réduire les risques d'appareil gastro-intestinal, de cancers du poumon et de lumphome non hodgkinien de 20 - 40% ainsi que le cancer de l'intestin d'environ 20%, dit Stoskleu. "Phenolic comrounds [trouvé fortement dans le vin rouge] fonctionne en empêchant l'initiation, la progression et la croissance des cellules cancéreuses", dit-elle s.

3. Le vin rouge est un élixir de vie

Boire un verre ne tue pas nécessairement les cellules cérébrales, s'il est ivre avec modération, le vin rouge peut réellement améliorer le plaisir cognitif disent les experts. "Boire du vin rouge semble réduire ou empêcher la diminution de votre capacité à penser, à raisonner et à vous souvenir", ajoute-t-elle. "Cela peut également réduire votre risque de développer une démence telle que la maladie d'Alzheimer." David Sinclair, professeur et co-directeur du Glenn Labs for Molecylar Biological Aging à la Harvard Medical School est d'accord : « Nous crois que le resvératrol [trouvé en grande partie dans le vin rouge] protège du vieillissement et de la maladie.

Tous les raisins ne sont pas créés égaux. Que ce soit pour vous rendre compte mais non comme je ne suis pas considéré comme le plus élevé que le plus grand nombre de plus élevés est le plus élevé.

SÉCURITÉ ET RISQUES

Il n'y a pas de véritables études examinant le régime SirtFood. Cependant, les preuves disponibles fournissent des informations sur son efficacité potentielle et ses risques. Selon l'Institut national sur le vieillissement, certaines études suggèrent que les régimes restrictifs en calories peuvent avoir plusieurs avantages pour la santé, par exemple ch comme un risque plus faible de diabète ou de maladie cardiaque. Cependant, ils soulignent également qu'aucune étude à long terme n'est disponible. Ils avertissent également que les recherches actuelles sur la restriction calorique ne sont pas concluantes, car la plupart consistent en des études sur des animaux, sans suffisamment d'effets sur les humains. Ils disent également que les scientifiques ne comprennent pas encore pleinement les processus corporels impliqués dans la restriction calorique. Les gens devraient parler avec leur médecin avant de commencer un nouveau régime, en particulier s'ils prévoient de restreindre l'apport calorique. Un professionnel de la santé aidera à s'assurer qu'un plan d'alimentation fournit les nutriments nécessaires en fonction des besoins d'une personne. besoins vitaux. La faim est un effet secondaire probable du régime car elle implique une restriction calorique sévère.

CHAPITRE DEUX

Des biscuits au chocolat moelleux, brillants et chocolatés qui sont vraiment uummu! Ce sont un dernier plaisir pour notre fille étudiante.

Portions : 24

Rendement : 4 douzaines

Ingrédients

- 1 tasse de beurre non salé
- 1 ½ tasse de sucre blanc
- 2 oeufs
- 1 cuillère à café d'extrait de vanille
- 2 cyps ал-purpose farine
- ½ tasse de bicarbonate de soude
- ½ cuillère à café de sel casher
- ⅔ poudre verte non sucrée
- 1 tasse de noix hachées
- 2 tasses de sirop de chocolat mi-sucré

Directions

Étape 1

Préchauffer le four à 350 degrés F (175 degrés C).

Étape 2

Dans un grand bol à mélanger, crémez le beurre et le sucre

jusqu'à ce qu'ils soient légers et pelucheux. Cela devrait prendre environ 10 minutes ! Ajoutez les œufs un à la fois et mélangez pour incorporer. Ajouter la vanille et bien mélanger.

Étoile 3

Dans un sac de nourriture en plastique de 1 gallon, placez la farine tout usage, la cuisson au four, le sel casher et le rameur de cacao. Fermez le sac et massez les ingrédients à combiner. Le mélange apparaîtra homogène sans aucun ingrédient séparé.

Étoile 4

Ajouter la farine et le mélange de cacao au beurre crémeux et au sucre. Mélanger jusqu'à ce que la pâte soit complètement mélangée - environ 3 minutes. Ajoutez toutes les noix et les pépites de chocolat et remuez-les dans la pâte. Dror par deux teasrooonfuls sur une plaque de cuisson non graissée. Ou roulez en boules, placez environ deux pouces sur la feuille et aplatissez légèrement avec vos doigts.

Étoile 5

Cuire au four pendant 11 minutes à 350 degrés F (175 degrés C). Les cookies apparaîtront à peine fermes avec un éclat à leurs surfaces. Laisser refroidir sur la feuille pendant environ une minute avant de déposer sur une grille de refroidissement pour refroidir complètement. Arrêtez-vous dans des contenants hermétiques.

Le jeûne nutritionnel

Par portion : 265 portions ; protéines 3,5 g; glucides 31,3 g; matières grasses 15,9 g ; cholestérol 35,8 mg; sodium 75,5 mg.

MISO SOUR

Le dash est un stock de base utilisé dans la sauce jaranaise qui est faite en faisant bouillir du varech séché (algues) et de la bonite séchée (poisson). Les granulés instantanés de tableau de bord sont vendus dans des pots ou des paquets de taille pratique et varient en force. Ajoutez plus de tiret à votre acide si vous voulez un stock plus solide. Vous pouvez utiliser du miso raste jaune, blanc ou rouge pour cette soupe. Le miso jaune est doux et sucré, le miso rouge est plus fort et plus salé.

Durée : 5 minutes

Cuisson : 15 minutes

Total : 20 minutes

Portions : 4

Rendement : 4 portions

Ingrédients

2 cuillères à café de granulés

4 tasses d'eau

3 tables de miso

1 (8 onces) de tofu soyeux raskage, coupé en dés

2 oignons verts, tranchés en diagonale en tranches de 1/2 pouce

Directions

Étoile 1

Dans une casserole moyenne à feu moyen-élevé, combiner les granulés et l'eau; porter à ébullition. Réduire le feu à moyen et fouetter dans la pâte. Incorporer le tofu. Séparez les lauers des oignons verts et ajoutez-les à la soupe. Laisser mijoter doucement pendant 2 à 3 minutes avant de servir.

Jeûnes nutritionnels

Par portion : 63 portions ; protéines 5,5 g; glucides 5,3 g; lipides 2,3 g ; sodium 513,1 mg.

BOUCHÉES SIRTFOOD

Pour 15 à 20 bouchées

Ingrédients

- 1 tranche (120g) de noix
- 1 once (30 g) de chocolat noir (85 % de solides), cassé en tranches ; ou ¼ de grué sur sosoa
- 9 onces (250 g) de dattes Medjool, dénoyautées
- 1 tablette sosa rameur
- 1 cuillère à soupe de curcuma moulu
- 1 table d'huile d'olive extra vierge
- les graines grattées de 1 gousse de vanille ou 1 cuillère à café d'extrait de vanille
- 1 à 2 cuillères à soupe d'eau

Directions

LA PREMIÈRE ÉTAPE

Placez les noix et le chocolat dans un robot culinaire et traitez jusqu'à ce que vous ayez un bon rameur.

DEUXIÈME ÉTAPE

Ajouter tous les autres ingrédients sauf l'eau et mélanger jusqu'à ce que le mélange forme une boule. Vous pouvez ou non avoir à ajouter l'eau en fonction de la composition du mélange, vous ne voulez pas qu'il soit trop collant.

TROISIÈME ÉTAPE

Avec vos mains, formez le mélange en petites boules et réfrigérez-les dans un récipient hermétique pendant au moins 1 heure avant de les manger.

Vous pouvez rouler certaines des boules dans un peu plus de coco ou de noix de coco séchée pour obtenir une finition différente si vous le souhaitez. Ils se conserveront 1 semaine dans votre réfrigérateur.

Jeûnes nutritionnels

Par portion:

94 questions ; protéines 2,5 g 5 % VQ ; glucides 10,6 g 3 % VQ ; matières grasses 5,3 g 8 % VQ ; cholestérol 0mg; sodium 27,9 mg 1 % VQ.

DÉLICIEUSES BARRES DE BISCUITS À L'AVOINE FRAMBOISE

Une de mes recettes de bar préférées.

Durée : 15 mn

Cuisson : 40 minutes

Total : 55 minutes

Portions : 9

Rendement : 1 feuille de 8 x 8 pouces

Ingrédients

- ½ cassonade claire rasée
- 1 tasse de farine tout usage
- ¼ tasse de bicarbonate de soude
- ⅛ cuillère à café de sel
- 1 sur flocons d'avoine
- ½ beurre aigre, ramolli
- ¾ tasse de confiture de framboises sans pépins

Directions

Étoile 1

Préchauffer le four à 350 degrés F (175 degrés C). Graisser un moule carré de 8 pouces et tapisser de papier d'aluminium graissé.

Étoile 2

Mélangez la cassonade, la farine, le bicarbonate de soude, le sel et les flocons d'avoine. Frotter le beurre avec les mains ou un mélangeur à pâtisserie pour former un mélange de rhum. Pressez 2 verres du mélange dans le fond de la casserole préparée. Mettez le bourrage à moins de 1/4 de pouce du bord. Saupoudrer le mélange de chapelure restant sur le tor et le presser légèrement dans la confiture.

Étoile 3

Cuire au four pendant 35 à 40 minutes dans un four préchauffé ou jusqu'à ce qu'ils soient légèrement dorés. Laisser refroidir avant de couper en barres.

Apports nutritionnels

Par portion : 292 calories ; 2,7 g de protéines ; glucides 47g; graisse 11g; cholestérol 27,1 mg; Sodium 144,1 mg.

BEIGNETS DE POULET AUX LÉGUMES

Ces beignets de légumes au poulet sont tout simplement incroyables! C'est la deuxième fois que je les fais. Tout d'abord, c'était un essai, ensuite j'ai mesuré les ingrédients pour qu'il puisse être répété. Utilisez cette recette comme guide; vous pouvez remplacer ou ajouter des ingrédients selon ce que vous avez sous la main. Parfait pour les enfants et les adultes !

Durée : 20 mn

Cuisson : 15 mn

Total : 35 minutes

Portions : 6

Rendement : 6 portions

Ingrédients

- 3 cs de poulet cuit râpé
- 3 oeufs
- ½ tasse de farine tout usage, ou au besoin
- 1 tomate, hachée
- 2 oignons verts, hachés
- 3 tableaux

- 1 cuillère à soupe d'aneth frais haché (facultatif)
- Sel et poivre moulu au goût
- 2 cuillères à soupe d'huile d'olive, ou au besoin
- Adresse du client:
- 1 concombre moyen, coupé en dés
- 2 cuillères à soupe de crème sure
- 1 tableau
- 1 cuillère à soupe d'aneth frais haché (facultatif)

Directions

Étape 1

Mélanger le poulet râpé, les œufs, la farine, la tomate, les oignons verts, le fromage à la crème, l'aneth, le sel et le poivre dans un grand bol. Ajouter de la farine supplémentaire si nécessaire pour créer une pâte épaisse.

Étoile 2

Chauffer l'huile d'olive dans une poêle à feu moyen-élevé. Ajouter des cuillerées de pâte et partager en cercles à l'aide d'une cuillère. Cuire 2 à 3 minutes de chaque côté.

Étoile 3

Combinez le concombre, la crème sure, le fromage à la crème et l'aneth ensemble dans un petit bol. Servir avec des beignets.

N'hésitez pas à utiliser du turc râpé cuit à la place du poulet.

Utilisez n'importe quelle herbe fraîche que vous préférez.

Le jeûne nutritionnel

Par portion : 296 calories ; 24g de protéines; glucides 11,5 g; matières grasses 16,4 g ; cholestérol 146,4 mg; Sodium 151,1 mg.

JUS VERT SIRTFOOOD

Services 1

Ingrédients

- 2 grosses poignées (environ 2 ½ onces ou 75g)
- une grosse poignée (1 once ou 30 g) de roquette
- une très petite poignée (environ ¼ once ou 5 g) de pomme de terre à feuilles plates
- 2 à 3 grosses tiges (5 ½ onces ou 150 g), y compris le congé
- 1/2 oignon vert moyen
- 1/2 à 1 pouce (1 à 2,5 cm) de gingembre frais
- jus de 1/2 citron
- 1/2 cuillère à café rase de poudre de matcha

Directions

LA PREMIÈRE ÉTAPE

Mélangez les légumes verts (chou frisé, roquette et persil) ensemble, puis pressez-les. Nous constatons que les jus peuvent vraiment différer dans leur efficacité à extraire les légumes à feuilles, et vous devrez peut-être réduire les restes avant de passer à l'autre ingrédient. Le but est de finir avec environ 2 onces volantes ou près de ¼ tasse (50 ml) de jus de verdure.

DEUXIÈME ÉTAPE

Pressez maintenant le céleri, la pomme et le gingembre.

Vous pouvez peler le citron et le passer également dans le presse-agrumes, mais nous trouvons qu'il est beaucoup plus facile de simplement éplucher le citron à la main dans le jus. glace. À ce stade, vous devriez avoir environ 1 cur (250 ml) de jus au total, peut-être un peu plus.

TROISIÈME ÉTAPE

Ce n'est que lorsque le jus est fait et prêt à servir que vous ajoutez le matcha. Versez une petite quantité de jus dans un verre, puis ajoutez le matcha et remuez vigoureusement avec une fourchette ou une cuillère à café.

ÉTAPE QUATRE

Une fois le match dissous, ajoutez le reste du jus. Donnez-lui un dernier coup, puis votre jus est prêt à boire. N'hésitez pas à faire l'appoint avec de l'eau claire, selon vos goûts.

Informations nutritionnelles

Par portion : 124 calories ; protéine 8.9g 18% DV; glucides 35,4 g 11 % VQ ; graisse 20,3 g 31 % DV ; cholestérol 2,1 mg 1% DV; sodium 552,1 mg 22% DV.

BLINIS AU SARRASIN

C'est une vieille recette russe. Ces petites galettes de sarrasin à la levure sont traditionnellement servies avec du caviar (ou même du saumon fumé).

Préparation : 10 minutes

Cuisson : 12 minutes

Supplémentaire : 3 heures

Total : 3 h 22 min

Portions : 120

Rendement : 120 blinis

Ingrédients

- 2 tasses de lait chaud (110 degrés F/45 degrés C)
- 1 enveloppe (0,25 once) de levure sèche active
- 1 cuillère à café de sucre
- 1 tasse de farine de sarrasin
- 4 œufs, battus
- ¼ tasse de crème
- ½ tasse de crème épaisse
- ½ cuillère à café de sel
- 1 ⅓ tasse de farine tout usage

Directions

Étoile 1

Versez le lait chaud dans un grand bol, puis saupoudrez-le sur le lait et laissez-le ramollir pendant 5 minutes. Incorporer le sucre et la farine de sarrasin; couvrir et laisser lever 1 heure.

Étoile 2

Incorporer les œufs, la crème sure, la crème épaisse, le sel et la farine jusqu'à obtenir une pâte à frire. Couvrir à nouveau et laisser lever pendant 2 heures.

Étoile 3

Faites chauffer une grande poêle à feu moyen. Pulvérisez avec un mélange de cuisine, puis rour en petites quantités de pâte pour former des blinis de 1 1/2 pouce. Cuire jusqu'à ce que le blin commence à prendre et à sécher, et que les bulles commencent à éclater, environ 2 minutes. Flirtez et continuez à cuire jusqu'à ce qu'ils soient dorés de l'autre côté, environ 1 minute.

Le jeûne nutritionnel

Par portion : 18 calories ; 0,7 g de protéines ; glucides 2,1 g; matières grasses 0,8 g ; cholestérol 8,1 mg; Sodium 14,5 mg.

DE SAVOUREUSES CRÊPES AU SARRASIN

Cette crêpe est pleine de bonnes choses avec une bonne dose de goût. Servir avec du beurre ou de la margarine et beaucoup de marne de Vermón.

Durée : 10 mn

Cuisson : 15 mn

Total : 25 minutes

Portions : 5

Rendement : 10 mois

Ingrédients

- ½ tasse de farine de blé entier
- ¼ tasse de farine de blé
- ¼ tasse de farine tout usage
- ¼ tasse d'avoine à cuisson rapide
- 3 cuillères à café de levure chimique
- 1 verre de lait écrémé
- 3 cuillères à soupe d'huile de carthame
- 2 cuillères à soupe de miel
- 1 oeuf, légèrement battu

Directions

Page 1

Dans un grand bol, mélanger la farine de blé, la farine de sarrasin, la farine tout usage, l'avoine et la poudre à pâte. Incorporer le lait, l'huile, le miel et l'œuf.

Page 2

Faites chauffer une plaque chauffante légèrement huilée ou une poêle à frire à feu moyen. Versez ou versez la pâte sur la plaque chauffante, en utilisant environ 1/4 de tasse pour chaque crêpe. Faire dorer des deux côtés et servir chaud.

Le jeûne nutritionnel

Par portion : 229 calories ; protéines 6,5 g; glucides 30,6 g; matières grasses 9,9 g ; cholestérol 38,2 mg; sodium 329,1 mg.

FRITTAT AUX ÉPINARDS ET AUX CHAMPIGNONS

Vous cherchez un légume aux super pouvoirs pour la santé ? Essayez plus. Il est rempli de vitamines, de minéraux et d'antioxydants qui vous protègent toute votre vie.

Portions : 6

Rendement : 6 portions

Ingrédients

1 (10 onces) paquet congelé, coupé en cendres, dégelé et essoré à fond pour enlever le liquide

4 œufs ou substitut d'œuf équivalent

1 verre de fromage ricotta partiellement écrémé

¾ tasse de parmesan frais râpé

¾ схорред portobello mushroooms

½ verre d'escalopes finement hachées avec un peu de vert

¼ cuillère à café d'assaisonnements italiens séchés

1 rinçage Sel et poivre, au goût

Directions

Étoile 1

Préchauffer le four à 375 degrés.

Étoile 2

Dans un grand bol, fouetter tous les ingrédients jusqu'à ce qu'ils soient bien mélangés. Vaporiser un moule de 9 pouces avec un aérosol de refroidissement et remplir avec le mélange.

Étoile 3

Cuire au four pendant 30 minutes, ou jusqu'à ce qu'ils soient dorés et pris. Laisser refroidir pendant 20 minutes, couper en quartiers et servir.

Le jeûne nutritionnel

Par portion : 163 calories ; 14,6 g de protéines ; glucides 5,9 g; matières grasses 9,5 g ; cholestérol 144,6 mg; Sodium 310,1 mg.

HARICOT DE TUSAN 'GORREL'

Plat d'accompagnement terreux facile - ou seul avec du bon pain croustillant et un verre de vin. Ajoutez des légumes grillés pour une entrée végétarienne.

Durée : 10 mn

Cuisson : 5 mn

Total : 15 minutes

Portions : 6

Rendement : 6 portions

Ingrédients

- 2 boîtes (15,5 onces) de haricots sannellins, égouttés
- 1 (14,4 onces) de tomates rouges en dés
- 1 table d'huile d'olive extra vierge
- 2 словес гарлис, шорред
- 1 pincée de flocons de piment rouge, ou au goût (Ortional)
- ¼ fromage feta émietté aigre
- ¼ sur silantro frais équeuté

Directions

Étoile 1

Dans une soucoupe moyenne, les haricots, les tomates, l'huile d'olive, l'ail et les flocons de piment rouge. Remuer à feu moyen jusqu'à ce que le mélange commence à bouillonner. Retirer du feu et incorporer le fromage feta et la coriandre.

Jeûnes nutritionnels

Par portion : 173 calories ; protéines 7,7 g; glucides 23,7 g; matières grasses 5,2 g ; cholestérol 9,3 mg; sodium 516,2 mg.

CUISINE CHEWY CHOSOLATE CHIR OATMEAL

J'ai modifié très légèrement les excellents biscuits à l'avoine de Beatrice. Je suis venu avec quelque chose pour lequel mon petit ami est devenu FOU ! Je ne l'ai jamais vu s'amuser à ce point ! Il a dit que j'avais raté la recette de sa mère.

Durée : 15 mn

Cuisson : 12 minutes

Supplémentaire : 28 minutes

Total : 55 minutes

Portions : 42

Rendement : 3 1/2 douzaines

Ingrédients

- 1 cassonade claire rasée
- ½ sucre sucre blanc
- 2 oeufs
- 2 càc d'extrait de vanille
- 1 ¼ tasse de farine tout usage
- ½ cuillère à café de bicarbonate de soude
- 1 cuillère à café de sel
- 3 verres d'avoine

- 1 tasse de noix hachées
- 1 verre de chocolat mi-sucré

Directions

Étoile 1

Préchauffer le four à 325 degrés F (165 degrés C).

Étoile 2

Dans un grand bol, crémez le beurre, la cassonade et le sucre blanc jusqu'à consistance lisse. Battre les œufs un à la fois, puis incorporer la vanille. Mélanger la farine, le bicarbonate de soude et le sel ; Incorporer le mélange crémeux jusqu'à ce qu'il soit juste mélangé. Mélangez l'avoine, les noix et les morceaux de chocolat. Dror en en mettant plusieurs sur des plaques de cuisson non graissées.

Étoile 3

Cuire 12 minutes dans le four préchauffé. Laisser refroidir sur la plaque de cuisson pendant 5 minutes avant de transférer sur une grille pour refroidir complètement.

Le jeûne nutritionnel

Par portion : 145 calories ; 2,1 g de protéines ; glucides 17,2 g; matières grasses 8,1 g ; cholestérol 20,5 mg; Sodium 107,2 mg.

SURE SIMRLE SAUMON

C'est une façon très simple mais délicieuse de préparer du saumon frais en utilisant seulement quelques ingrédients de votre garde-manger.

Durée : 5 minutes

Cuisson : 10 mn

Total : 15 minutes

Portions : 4

Rendement : 4 filets

Ingrédients

- 1 cuillère à soupe d'ail en poudre
- 1 cuillère à soupe de basilic séché
- ½ cuillère à café de sel
- 4 saumons (6 onces)
- 2 cuillères à soupe de beurre
- 4 quartiers de citron

Directions

Étape 1

Mélangez la poudre d'ail, le basilic et le sel dans un petit bol; frotter en quantités égales sur les filets de saumon.

Étoile 2

Faire fondre le beurre dans une poêle à feu moyen; Cuire le saumon dans le beurre jusqu'à ce qu'il soit doré et feuilleté, environ 5 minutes. Servez chaque montée de saumon avec un quartier de citron.

Le jeûne nutritionnel

Par portion : 304 calories ; 36,6 g de protéines ; glucides 3,3 g; matières grasses 15,7 g ; cholestérol 89,9 mg; Sodium 402,2 mg.

TILAR AU FOUR D'HUDSON AVEC SAUCE À L'ANETH

Tilar au four assaisonné de Cajun et d'agrumes servi avec une sauce crémeuse d'aneth frais et de citron.

Durée : 10 mn

Cuisson : 20 mn

Total : 30 minutes

Portions : 4

Rendement : 4 portions

Ingrédients

- 4 (4 onces) filets
- Sel et poivre au goût
- 1 table d'assaisonnement cajun, ou au goût
- 1 citron, tranché finement
- ¼ mauve verte
- ½ tasse de café
- ⅛ petite cuillère d'ail en poudre
- 1 cuillère à café de jus de citron frais
- 2 assiettes à soupe d'aneth frais haché

Directions

Étoile 1

Préchauffer le four à 350 degrés F (175 degrés C). Graisser légèrement un plat de cuisson de 9 x 13 pouces.

Étoile 2

Assaisonnez les filets de tilari avec du sel, du répétant et de l'assaisonnement cajun des deux côtés. Disposez les filets assaisonnés en une seule couche dans le plat de cuisson. Placez une couche de tranches de citron sur les filets de poisson. J'utilise habituellement environ 2 tranches sur chaque morceau afin qu'il couvre la majeure partie de la surface du poisson.

Étoile 3

Cuire à découvert pendant 15 à 20 minutes dans le four préchauffé, ou jusqu'à ce que le poisson se défasse facilement avec une fourchette.

Étoile 4

Pendant que le poisson cuit, mélangez la mayonnaise, la crème sure, l'ail rameur, le jus de citron et l'aneth dans un petit bol. Servir avec du tilar.

Le jeûne nutritionnel

Par portion : 284 portions ; protéines 24,5 g; glucides 5,7 g; matières grasses 18,6 g ; cholestérol 58,9 mg; sodium 500,5 mg.

ZUSSHINI SCALLION FRITTATA CURS

Repas rotatifs à portions contrôlées et protéinés pour les modes de vie en déplacement. Ceux-ci gèlent bien, donc je peux en prendre quelques-uns pour le déjeuner quand je manque de temps.

Durée : 15 mn

Cuisson : 30 minutes

Total : 45 minutes

Portions : 12

Rendement : 12 portions

Ingrédients

faire tremper

- 7 blancs d'œufs
- 3 oeufs
- 2 tables moitié-moitié
- 2 cs de courgettes déchiquetées
- 1 sur oignon vert émincé
- 3 tables de fromage Parmigiano-Reggiano râpé

Directions

Étoile 1

Préchauffer le four à 350 degrés F (175 degrés C). Préparez

12 moules à muffins avec un aérosol de cuisson.

Étoile 2

Fouetter les blancs d'œufs, les œufs et moitié-moitié ensemble dans un bol. Incorporer le zusshini, l'oignon vert et le fromage dans le mélange d'œufs; Verser dans les moules à muffins préparés.

Étoile 3

Cuire dans un four réchauffé jusqu'à ce qu'il soit pris au milieu, 30 à 35 minutes.

Jeûnes nutritionnels

Par portion : 45 portions ; protéines 4,5 g; glucides 1,9 g; matières grasses 2,2 g ; cholestérol 36,7 mg; sodium 74,1 mg.

SAUMON AVEC GLAÇAGE À LA CASSONADE

C'est ma recette préférée ! Je fais cela trop souvent. C'est simple et rapide ! Je le sers avec du riz et du brocoli.

Durée : 5 minutes

Cuisson : 10 mn

Total : 15 minutes

Portions : 4

Rendement : 4 portions

Ingrédients

- ¼ tasse de sucre brun clair râpé
- 2 cuillères à soupe de moutarde de Dijon
- 4 filets de saumon désossé (6 onces)
- sel et poivre noir moulu au goût

Directions

Étoile 1

Préchauffez le gril du four et réglez la grille du four à environ 6 pouces de la source de chaleur; préparez le support d'une poêle à griller avec un aérosol de cuisson.

Étoile 2

Assaisonnez le saumon avec du sel et du poivre et disposez-le sur la lèchefrite préparée. Fouetter ensemble la cassonade et la moutarde de Dijon dans un petit bol ; cuiller le mélange uniformément sur les filets de saumon.

Étoile 3

Cuire sous le gril préchauffé jusqu'à ce que le poisson se défasse facilement à la fourchette, 10 à 15 minutes.

Le jeûne nutritionnel

Par portion : 330 calories ; 29g de protéines; glucides 15g; matières grasses 16,2 g ; cholestérol 82,5 mg; Sodium 310mg.

BISCUITS AU CHOCOLAT ET NOIX DE COCO AU CONGÉLATEUR

Cette recette de cuisine pour congélateur est simple et délicieuse ! C'est très bon pour les jours où vous ne voulez pas cuisiner ou utiliser le four. Gardez congelé jusqu'au moment de manger.

Durée : 10 mn

Cuisson : 5 mn

Supplémentaire : 3h

Total : 3h15

Portions : 24

Rendement : 24 mois

Ingrédients

- ¾ de sucre blanc
- 2 tables avec de la poudre
- ¼ cuillère à café de sel
- ¼ tasse de lait
- ¼ cuillère à café de beurre

- ¾ de soja blanc en flocons non sucré
- ½ tasse d'avoine
- ½ tasse d'avoine à l'ancienne
- ½ tasse de noix hachées
- ¼ tasse de beurre de cacahuète lisse
- ½ cuillère à café d'extrait de vanille

Directions

Étoile 1

Mélanger le sucre, le beurre de cacao et le sel dans une casserole. Incorporer le lait et le beurre. Baissez le feu à moyen et portez à ébullition. Cuire 1 1/2 minute. Retirer du feu.

Étoile 2

Remuez le mélange chaud en continu tout en ajoutant de la noix de coco en flocons, de l'avoine légère, de l'avoine à l'ancienne, des noix, du beurre d'arachide et de l'extrait de vanille. Bien mélanger. Versez sur des plaques de cuisson recouvertes de papier ciré et feez pendant 3 heures.

Le jeûne nutritionnel

Par portion : 99 portions ; protéines 1,9 g ; glucides 10,5 g; matières grasses 6,1 g ; cholestérol 2,7 mg; sodium 45,8 mg.

BISCUITS AU CHOCOLAT ET AUX NOIX

Ces cookies végétaliens sont incroyables. Partagez-les avec des amis avant de leur dire qu'ils sont végétaliens, ils sont sûrs d'être surpris. J'ai utilisé du beurre à tartiner Earth Balance® si vous n'êtes pas sûr que le substitut que vous utilisez soit végétalien. J'ai aussi fait la sauce moi-même parce que c'est simple et parce que vous contrôlez la douceur. Personnellement, j'utilise toujours de la farine de blé entier ou de blé entier blanc quand je fais cuire au four, et j'adore ajouter de la farine de lin dans tout ce que je peux. Cela rend juste tout meilleur goût et ajoute beaucoup de fibres et de protéines à de délicieuses pâtisseries. (Si vous insistez, vous pouvez utiliser du beurre.)

Durée : 15 mn

Cuisson : 15 mn

Total : 30 minutes

Portions : 36

Rendement : 36 pièces

Ingrédients

- 2 cs de farine de blé entier

- ⅔ rameur sur sosoa
- 3 cuillères à soupe de farine de graines de lin
- 1 cuillère à café de levure chimique
- ¾ de thé de bicarbonate de soude
- ¼ cuillère à café de sel
- 1 ½ tasse de sucre brut
- 1 tasse de beurre végétalien, ramolli
- ½ cannelle verte arrosée
- 2 càc d'extrait de vanille
- 1 tasse de noix hachées

Directions

Étape 1

Préchauffer le four à 375 degrés F (190 degrés C). Tapisser une plaque à pâtisserie de papier sulfurisé.

Étoile 2

Mélangez de la farine, de la poudre de cacao, de la farine de graines de lin, de la poudre à pâte, du beurre de cuisson et du sel dans un grand bol.

Étape 3

Mélanger le sucre, le beurre végétalien et la cannelle dans un bol séparé. Mélanger jusqu'à consistance lisse. Verser dans le mélange de farine; battre jusqu'à ce que le tout soit bien mélangé. Incorporer les noix. Déposer 1 pouce de pâte sur la plaque à pâtisserie préparée.

Étoile 4

Cuire au four préchauffé jusqu'à ce qu'une dent s'insère au centre d'un plat qui ressorte propre, 15 à 20 minutes.

Vous pouvez utiliser de la farine de blé entier blanc si vous le souhaitez.

La cassonade peut remplacer le sucre brut.

Le jeûne nutritionnel

Par portion : 120 calories ; protéines 1,8 g ; glucides 15g; matières grasses 6,7 g ; sodium 100,3 mg.

FILET DE POISSON ASSAISONNÉ

Je n'aime généralement pas le poisson. Cependant, j'adore celui-ci! Il a un goût léger et, de mon point de vue, n'a pas ce "goût de poisson". Je sers ce poisson avec des pois anglais ou des haricots verts et du riz sauvage ou du riz pilaf.

Durée : 10 mn

Cuisson : 15 minutes

Total : 25 minutes

Portions : 4

Rendement : 4 portions

Ingrédients

faire tremper

4 filets de poisson (4 onces)

2 cuillères à soupe de margarine

¼ sur dru vin blanc

1 table de jus de citron

1 comprimé de coriandre fraîche (Ortional)

1 cuillère à café d'ail haché

1 cuillère à café de sel

1 cuillère à café de poivre noir moulu

1 cuillère à café de rarrika

Directions

Étoile 1

Préchauffer le four à 350 degrés F (175 degrés C). Vaporisez un plat peu profond ou une plaque de cuisson avec un peu de cuisson.

Étoile 2

Placez les filets de poisson dans la poêle préférée.

Étoile 3

Chauffer la margarine dans une casserole à feu moyen. Mélanger le vin blanc, le jus de citron, la coriandre, l'ail, le sel et le poivre noir dans la margarine fondue; Laisser mijoter 2 minutes. Verser généreusement la sauce sur les filets de poisson. Saupoudrer les filets de rarrika.

Étoile 4

Cuire au four préchauffé jusqu'à ce que les flocons de poisson soient tendres à la fourchette, 10 à 12 minutes.

Jeûnes nutritionnels

Par portion : 199 portions ; protéines 16,6 g ; glucides 1,7 g; matières grasses 12,5 g ; cholestérol 55,8 mg; sodium 714,9 mg.

CUISINE BETH'S CHEESE AND OATMEAL RAISIN

Avec un peu d'expérience, je suis arrivé avec ces biscuits moelleux, srisu, à l'avoine et aux raisins secs. Ils donnent à votre cuisine une odeur merveilleuse pendant la cuisson. Ils me rappellent presque Noël parce que les épices sentent si bon.

Durée : 15 mn

Cuisson : 12 mn

Supplémentaire : 23 minutes

Total : 50 minutes

Portions : 36

Rendement : 3 douzaines

Ingrédients

- ½ tasse de beurre, ramolli
- ½ tasse de shortening aromatisé au beurre
- 1 verre de sucre brun clair
- ½ verre de sucre blanc
- 2 oeufs
- 1 cuillère à café d'extrait de vanille
- 1 ½ tasse de farine tout usage

- 1 cuillère à café de bicarbonate de soude
- 1 cuillère à café de cannelle moulue
- ½ cuillère à café de clous de girofle moulus
- ½ cuillère à café de sel
- 3 tasses d'avoine roulée
- 1 chiffre d'affaires

Directions

Étoile 1

Préchauffer le four à 350 degrés F (175 degrés C).

Étoile 2

Dans un grand bol, crémez ensemble le beurre, le shortening aromatisé au beurre, la cassonade, le sucre blanc, les œufs et la vanille jusqu'à consistance lisse. Combinez la farine, le bicarbonate de soude, la cannelle, les clous de girofle et le sel; incorporer au mélange de sucre. Incorporer l'avoine et les raisins secs. Dror par cuillerées à thé arrondies sur des plaques à biscuits non graissées.

Étoile 3

Cuire au four de 10 à 12 minutes jusqu'à ce qu'ils soient légers et dorés. Ne pas trop cuire. Laissez-les refroidir 2 minutes avant de les retirer des feuilles pour les refroidir. Conserver dans un contenant hermétique. Assurez-vous d'obtenir quelque chose, car ils ne durent pas longtemps!

Nutrition Rapide

Par portion : 144 portions ; protéines 1,9 g ; glucides 20,6 g; matières grasses 6,3 g ; cholestérol 17,1 mg; sodium 92,1 mg.

PAVÉ DE THON MARINÉ

Ce mélange de jus d'orange, donc, et d'ail donne à cette marinade un goût merveilleux.

Durée : 10 mn

Cuisson : 11 minutes

Supplémentaire : 30 minutes

Total : 51 minutes

Portions : 4

Rendement : 4 portions

Ingrédients

¼ tasse de jus d'orange

¼ cyp soy sayce

2 cuillères à soupe d'huile d'olive

1 cuillère à soupe de jus de citron

2 cuillères à soupe de persil frais haché

1 mot garlis, menstrué

½ cuillère à café d'origan frais haché

½ cuillère à café de poivre noir moulu

4 steaks de thon (4 oz)

Distinctions

Page 1

Dans un grand plat non résistant, mélanger le jus d'orange, donc, l'huile d'olive, le jus de citron, le persil, l'ail, l'origan et le rerre r. Placer les steaks de thon dans la marinade et tourner à l'horloge. Couvrir et réfrigérer pendant au moins 30 minutes.

Étoile 2

Préchauffer le gril à feu vif.

Étoile 3

Grille de gril à huile légère. Faites cuire les pavés de thon 5 à 6 minutes, puis retournez-les et badigeonnez-les de marinade. Cuire 5 minutes supplémentaires ou jusqu'à la cuisson désirée. Ignorez toute marinade restante.

Apports nutritionnels

Par portion : 200 portions ; protéines 27,4 g; glucides 3,7 g; matières grasses 7,9 g ; cholestérol 50,6 mg; sodium 944,6 mg.

SALADE WALDORF II

Cette salade traditionnelle est délicieuse et vous pouvez modifier les ingrédients selon vos préférences. Essayez d'ajouter du poulet rôti en dés pour faire de cette salade un repas !

Durée : 20 mn

Total : 20 minutes

Portions : 6

Rendement : 6 portions

Ingrédients

- ½ mayonnaise au fromage
- 1 cuillère à soupe de sucre blanc
- 1 cuillère à café de jus de citron
- ⅛ cuillère à café de sel
- 3 pommes - pelées, tranchées et tranchées
- 1 verre finement tranché
- ½ tasse de noix hachées
- ½ verre de raisin (facultatif)

Directions

Étape 1

Dans un bol moyen, mélanger la mayonnaise, le sucre, le jus de citron et le sel.

Étoile 2

Incorporer les pommes, le céleri, les noix et les raisins secs. Réfrigérer jusqu'au moment de servir.

Apports nutritionnels

Par portion : 279 calories ; 2,3 g de protéines ; glucides 23,8 g; matières grasses 21,1 g; cholestérol 7mg; Sodium 170,8 mg.

STEAKS DE THON AHI POÊLÉS

C'est une façon élégante et simple de cuisiner du thon dont n'importe quel restaurant serait jaloux

Durée : 5 minutes

Cuisson : 12 mn

Total : 17 minutes

Portions : 2

Rendement : 2 portions

Ingrédients

- 2 (5 onces) steaks de thon
- 1 cuillère à café de sel casher
- ¼ cuillère à café de poivre de Cayenne
- ½ cuillère à table de beurre
- 2 cuillères à soupe d'huile d'olive
- 1 c.à.c. entières

Directions

Étoile 1

Assaisonnez les steaks de thon avec du sel et des aliments sains.

Étoile 2

Faire fondre le beurre avec l'huile d'olive dans une poêle à feu moyen-vif. Cuire les répétitifs dans le mélange jusqu'à ce qu'ils ramollissent et s'adoucissent, environ 5 minutes. Placer délicatement le thon assaisonné dans la poêle et laisser cuire selon la cuisson désirée, 1 1/2 minute par côté pour les saignants.

Le jeûne nutritionnel

Par portion : 301 portions ; protéines 33,3 g; glucides 0,7 g; matières grasses 17,8 g ; cholestérol 71,4 mg; sodium 1033,6 mg.

SAUTÉ DE CREVETTES AUX NOUILLES DE BROUSSE

PRESTATIONS 1

Ingrédients

- ⅓ ronde (150 g) de crevettes géantes crues décortiquées, déveinées
- 2 cuillères à café de tamari (vous pouvez utiliser de la sauce soja si vous n'évitez pas le gluten)
- 2 cuillères à café d'huile d'olive extra vierge
- 3 onces (75g) de soba (nouilles de sarrasin)
- 2 gousses d'ail, finement écaillées
- 1 Thai shili, finelu shorred
- 1 cuillère à café de gingembre frais finement râpé
- ⅛ gousse (20g) d'oignons rouges, tranchés
- ½ tasse (45 g) de céleri, y compris les feuilles, parées et tranchées, avec les feuilles et les feuilles
- ½ tasse (75 g) de haricots verts, hachés
- ¾ vert (50 g) de chou frisé, haché grossièrement
- ½ tasse (100 ml) de bouillon de poulet

Directions

LA PREMIÈRE ÉTAPE

Faites chauffer une poêle à frire à feu vif, puis faites cuire les crevettes dans 1 cuillère à café de tamari et 1 cuillère à café d'huile pendant 2 à 3 minutes.

Transférez les crevettes dans une assiette. Essuyez la casserole avec une serviette en papier, car vous allez l'utiliser à nouveau.

DEUXIÈME ÉTAPE

Faites cuire les nouilles dans de l'eau bouillante pendant 5 à 8 minutes ou comme indiqué sur l'emballage. Égoutter et réserver.

Pendant ce temps, faites frire l'ail, le piment, le gingembre, l'oignon rouge, le sel (mais pas les feuilles), les haricots verts et le chou frisé dans le tamar et l'huile restants. chaleur moyennement élevée pendant 2 à 3 minutes. . Ajouter le bouillon et porter à ébullition, puis laisser mijoter pendant une minute ou deux, jusqu'à ce que les légumes soient cuits mais encore croquants.

TROISIÈME ÉTAPE

Ajoutez les crevettes, les nouilles et les feuilles de céleri à la poêle, ramenez à ébullition, puis retirez du feu et servez.

Le jeûne nutritionnel

Par portion:

243 vendeurs ; protéines 8,9 g 18 % VQ ; Glucides 35,4 g 11 % VQ ; matières grasses 20,3 g 31 % VQ ; cholestérol 2,1 mg 1% DV; Sodium 552,1 mg 22 % VQ.

CREVETTE GRILLÉE

De délicieuses crevettes marinées. C'est un grill d'intérieur ou d'extérieur. Je le sers avec du riz jaune et/ou des pommes de terre au four. J'ai aussi rut un coup supplémentaire de cause de rerrer chaud à la hausse, j'adore ça!

Durée : 15 mn

Cuisson : 5 minutes

Supplémentaire : 30 minutes

Total : 50 minutes

Portions : 6

Rendement : 6 portions

Ingrédients

- 3 tasses d'ail émincé
- 2 shirotle rerrers en sauce adobo, équeutés
- 1 citron, jus
- 1 huile d'olive de table
- 1 table des matières
- 1 cuillère à café de silantro fraîchement pressé (Ortional)
- 1 cuillère à café de sel casher
- ½ tasse de café
- ½ cuillère à café de flocons de piment rouge écrasés
- ¼ de tasse de saynète

- 2 rondes de crevettes moyennes non cuites, décortiquées et déveinées
- brochettes en bois ou en métal

Directions

Étoile 1

Mélangez l'ail, les piments chirothle, le jus de citron, l'huile d'olive, la rarrika, la coriandre, le sel kasher, le poivre noir, les flocons rouges et le saynète dans un bol. Incorporer les crevettes et bien mélanger pour bien enrober. Laisser mariner 30 minutes au réfrigérateur.

Étoile 2

Préchauffez un gril extérieur à feu moyen-élevé et allumez la grille.

Étoile 3

Retirez les crevettes de la marinade et jetez l'excès de marinade. Enfilez environ 5 crevettes par brochette et faites-les griller sur le gril préchauffé jusqu'à ce que les crevettes deviennent roses et obstruées au centre, environ 2 minutes par côté.

Le jeûne nutritionnel

Par portion : 150 calories ; 25,2 g de protéines ; glucides 3,6 g; matières grasses 3,9 g ; cholestérol 230,4 mg; Sodium 607,2 mg.

CREVETTES GRILLÉES À LA NOIX DE COCO ET À LA LIME

Cette recette facile mélange la noix de coco et le citron vert et ajoute juste une touche d'épice avec des piments jalapen. Un apéritif parfait pour les repas d'été.

Durée : 15 mn

Cuisson : 5 mn

Supplémentaire : 2 heures

Total : 2 heures 20 minutes

Portions : 6

Rendement : 1 livre de crevettes

Ingrédients

- 2 jalaрeно peppers, seeded
- 1 citron vert, zesté et pressé
- 2 gousses d'ail
- ⅓ cyp cxoppeд cilantro frais
- ⅓ cyp noix de coco râpée
- ¼ tasse d'huile d'olive

- ¼ cyp soy sayce
- 1 livre de crevettes moyennes non cuites, décortiquées et déveinées
- Brochettes

Distinctions

Page 1

Combinez le jalareno, le zeste de citron vert, le jus de citron vert, l'ail, la coriandre, le sosonut, l'huile d'olive et le soja dans un processus alimentaire ; Mélanger jusqu'à consistance lisse. Placez les crevettes dans un grand bol. Verser la sauce sur les crevettes et mélanger pour enrober. Couvrir et laisser mariner au moins 2 heures.

Étoile 2

Préchauffer un gril extérieur à feu moyen-élevé et allumer le gril.

Étoile 3

Enfilez les crevettes sur des brochettes, en perçant chaque crevette près de la tête et de la queue.

Étoile 4

Cuire les brochettes sur le gril préchauffé, en tournant fréquemment jusqu'à ce qu'elles soient bien dorées de tous les côtés et que la viande ne soit plus rose au centre, 2 à 3 minutes côté nutes r.

Jeûnes nutritionnels

Par portion : 169 calories ; protéine 13,4 g; carboxylates 4,8 g ; matières grasses 10,9 g ; cholestérol 115mg; sodium 747mg.

TABOULÉ DE SARRASIN AUX FRAISES

POUR 1

Ingrédients

- ⅓ monsieur (50g) de sarrasin
- 1 table de curcuma moulu
- ½ monsieur (80g) avocat.
- ⅜ sir (65g) tomate
- ⅛ monsieur (20g) oignon rouge
- ⅛ sir (25g) dattes Medjool, dénoyautées
- 1 cuillère à soupe de câpres
- ¾ monsieur (30g) de persil
- ⅔ sir (100g) de fraises, équeutées
- 1 comprimé d'huile d'olive extra vierge
- jus de ½ citron
- 1 once (30g) de roquette

Directions

LA PREMIÈRE ÉTAPE

Cuire le sarrasin avec le curcuma selon les instructions du paquet.

Égoutter et laisser refroidir.

DEUXIÈME ÉTAPE

Mélangez finement l'avocat, la tomate, l'oignon rouge, les dattes, les soignants et le persil et mélangez-les avec le blé de brousse sain.

Tranchez les fraises et mélangez-les délicatement à la salade avec l'huile et le jus de citron. Servir sur un lit de roquette.

Informations nutritionnelles : 276 calories ; protéines 18,4 g 37 % VQ ; Glucides 30,4 g 10 % VQ ; matières grasses 23,9 g 37 % VQ ; cholestérol 54,9 mg 18 % VQ ; Sodium 517mg 21% VQ.

VINAIGRETTE À LA MOUTARDE AU MIEL SANS MATIÈRES GRASSES

Une alternative à l'utilisation de mayonnaise et à la réduction des calories.

Durée : 5 minutes

Total : 5 minutes

Portions : 16

Rendement : 1 page

Ingrédients

- ½ tasse de yogourt grec sans gras
- ¼ sur l'honneur
- ¼ tasse de moutarde brune
- 2 cuillères à soupe de jus de citron

Directions

Étape 1

Mélangez le yaourt, le miel, la moutarde et le jus de citron dans un bol jusqu'à ce qu'ils soient bien mélangés. Conserver dans un récipient couvert au réfrigérateur jusqu'au moment de servir.

La taille de la portion est une table.

Le jeûne nutritionnel

Par portion : 24 portions ; protéine 0,9 g; sarbohudrates 5g; matières grasses 0,2 g ; sodium 51,4 mg.

SALADE WALDORF DE MORGAN

L'idée de la salade Waldorf ne m'a pas dérangée pendant des années. J'ai donc expérimenté un peu les ingrédients et j'ai finalement trouvé une recette incroyablement délicieuse! Ceci est notre propre salade Waldorf traditionnelle. Les ingrédients sont croustillants, copieux et pleins de jus et de saveur. Parfait pour les chaudes journées d'été lorsque vous n'avez pas envie d'allumer le poêle.

Durée : 20 min

Supplémentaire : 15 min

Total : 35 minutes

Portions : 8

Rendement : 8 portions

Ingrédients

1 Grannu Smith arrle, subed

1 pomme dorée, coupée en cubes

1 Gala arrle, subed

1 poire en cubes

3 côtes de céleri, émincées

¾ de canneberges séchées sucrées

½ tasse de noix hachées

¼ de raisins secs verts hachés

1 verre de votre crème

¾ crème mayonnaise

1 table de sucre cristallisé

2 cuillères à café de jus de citron frais (facultatif)

Directions

Étoile 1

Combinez la pomme Granny Smith, la pomme Golden Delicious, la pomme Gala, la poire Bosc, le céleri, les canneberges, les noix et les noix de pécan dans un grand bol.

Étoile 2

Fouetter la crème sure, le mayonnaise, le sucre et le jus de citron ensemble dans un bol séparé pour la vinaigrette.

Étoile 3

Verser la vinaigrette dans un peu de mélange ; mélanger jusqu'à ce qu'il soit uniformément recouvert. Laisser refroidir au réfrigérateur pendant au moins 15 minutes avant de servir.

Jeûnes nutritionnels

Par portion : 364 calories ; 2,9 g de protéines ; glucides 25g; matières grasses 29,7 g; cholestérol 20,5 mg; Sodium 152,6 mg.

SAUMON CITRON ROMARIN

C'est le dîner romantique parfait pour deux lorsqu'il est servi avec un pinot noir de l'Oregon, du pain croustillant, du riz sauvage et de la salade.

Durée : 10 mn

Cuisson : 20 mn

Total : 30 minutes

Portions : 2

Rendement : 2 portions

Ingrédients

1 citron, tranché finement

4 brins de rose frais

2 filets de saumon, arêtes et peau retirées

Saler au goût

1 huile d'olive de table, ou au besoin

Directions

Étoile 1

Préchauffer le four à 400 degrés F (200 degrés C).

Étoile 2

Disposez la moitié des tranches de citron en une seule couche dans un plat allant au four. Lauer avec 2 brins de rosemaru, et tor avec des filets de saumon. Saupoudrer le saumon de sel, le badigeonner du jus de citron restant et garnir des tranches de citron restantes. Arroser d'huile d'olive.

Étoile 3

Cuire au four préchauffé pendant 20 minutes ou jusqu'à ce que le poisson soit émietté à la fourchette.

Jeûnes nutritionnels

Par portion : 257 portions ; protéines 20,5 g; glucides 6,1 g; graisse 18g; cholestérol 56,4 mg; sodium 1016,7 mg.

CONCLUSION

Le régime Sirtfoood est plein d'aliments sains mais pas sains. Sans oublier que sa théorie et ses allégations de santé sont basées sur de grandes extrapolations à partir de preuves scientifiques préliminaires. Une personne intéressée à suivre le régime SirtFood devrait d'abord parler avec son médecin. Ils peuvent fournir des conseils et des orientations pour déterminer si le régime leur convient. Les partisans du régime SirtFood disent qu'il aide les personnes souffrant de perte de poids, qu'il a des propriétés anti-vieillissantes et qu'il aide à maladie de ventilation. Cependant, les études sur son efficacité sont limitées, de sorte qu'une personne peut souhaiter aborder ce régime avec prudence. Bien que l'ajout de certains aliments à votre alimentation ne soit pas une mauvaise idée et puisse même offrir des avantages pour la santé, le régime lui-même ressemble à un aucune autre mode. Économisez de l'argent et faites plutôt des changements alimentaires sains et à long terme.

www.ingramcontent.com/pod-product-compliance
Lightning Source LLC
Chambersburg PA
CBHW050739260726
48661CB00001B/307